AF298301

CONTRIBUTION A L'ÉTUDE

D'UNE FORME SPÉCIALE

DE

VOMISSEMENTS NERVEUX

PAR

LE DR JEAN COLIN

LYON

A. REY IMPRIMEUR DE LA FACULTÉ DE MÉDECINE

4, RUE GENTIL, 4

1896

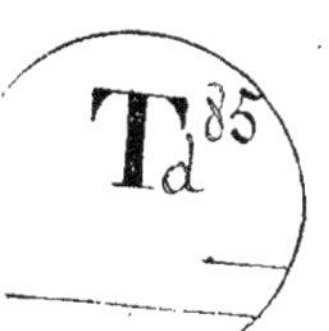

CONTRIBUTION A L'ÉTUDE

D'UNE FORME SPÉCIALE

DE

VOMISSEMENTS NERVEUX

CONTRIBUTION A L'ÉTUDE

D'UNE FORME SPÉCIALE

DE

VOMISSEMENTS NERVEUX

PAR

LE DR Jean COLIN

LYON

A. REY. IMPRIMEUR DE LA FACULTÉ DE MÉDECINE

4, RUE GENTIL, 4

1896

AVANT-PROPOS

Bien que pour se produire, tout vomissement nécessite
l'intervention du système nerveux, ce n'est qu'à certaines
catégories. de limites plus restreintes qu'on donne le nom
de vomissements nerveux.

On appelle ainsi ceux qui reconnaissent pour cause soit
une lésion des centres cérébro-spinaux, une tumeur du
cerveau par exemple, soit un phénomène réflexe, ainsi
qu'on le voit dans la colique hépatique, soit une névrose
caractérisée comme l'hystérie ou la neurasthénie.

Outre les groupes précédents, il existe des vomissements qui surviennent chez des sujets dont les antécédents
sont tout à fait indemnes d'affection nerveuse déterminée,
qu'on ne peut accuser d'hystérie, ni de neurasthénie, ni
d'aucune névrose nettement définie, et qu'on peut cependant considérer comme des névropathes. Ce sont ces vo-

missements, auxquels il conviendrait de réserver, nous le croyons, le nom de vomissements nerveux proprement dits, que nous aurons spécialement en vue dans cette étude.

Nous prions M. le professeur Lépine de vouloir bien agréer l'hommage de notre respectueuse gratitude pour l'honneur qu'il nous a fait en acceptant la présidence de notre thèse.

C'est à M. le professeur agrégé Weill que nous devons l'idée première de ce travail; c'est grâce à son obligeance que nous avons pu réunir les observations que nous publions. Nous sommes heureux de lui exprimer ici notre vive reconnaissance pour les bienveillants conseils qu'il n'a cessé de nous prodiguer.

CONTRIBUTION A L'ÉTUDE

D'UNE FORME SPÉCIALE

DE

VOMISSEMENTS NERVEUX

HISTORIQUE

La plupart des auteurs qui se sont occupés des vomisse-ments nerveux ont eu en vue tous ceux qui se produisent en dehors d'une lésion de l'estomac ou d'une affection fébrile, et tout particulièrement le vomissement hysté-rique. Pour beaucoup ces deux termes sont synonymes.

Valleix dans le *Bulletin général de thérapeutique* de 1849 fait une étude de ce qu'il appelle le vomissement idiopathique, essentiel et nerveux. Il en rapporte trois observations, mais une seule semble conclure dans le sens du sujet qui nous occupe. C'est celle d'une femme de vingt-quatre ans qui, sans cause connue, fut prise de deux attaques de vomissements nerveux à deux ans d'intervalle. A part une légère douleur à l'épigastre se propageant du côté de l'abdomen, le seul symptôme fut le vomissement qui du reste disparut de lui-même.

En 1853, Van Dromme cite le cas d'un homme de cin-quante et un ans, atteint de vomissements nerveux si pro-noncés et d'une intolérance gastrique telle que tous les aliments, quelque légers qu'ils fussent, étaient aussitôt rejetés après leur ingestion. Le seul antécédent à noter chez cet homme est un usage copieux et immodéré du genièvre qu'il avait fait vers la vingtième année, étant sous les armes. Faudrait-il rattacher à ces excès alcooliques passagers le vomissement survenant longtemps après? Van Dromme ne paraît pas l'avoir cru.

Simon, en 1887, dans une leçon sur le vomissement des enfants, cite des vomissements inexplicables, ne trouvant leur raison d'être ni dans les ingesta, ni dans les affections de l'estomac ou des organes abdominaux.

Dans son *Traité des maladies de l'estomac*, M. Bouveret rapporte le cas d'une jeune fille de dix-huit ans, qui apprenant brusquement la mort de son père, fut prise au bout de deux jours de vomissements survenant immédiatement après le repas et qui durèrent deux semaines. Elle n'a pas, ajoute-t-il, de stigmates hystériques ou neurasthéniques, mais à chaque émotion nouvelle un peu vive, elle a une crise de vomissements de deux ou trois jours.

Damaschino signale également des vomissements dits nerveux qui sont quelquefois causés par une influence manifeste de l'imagination, par une émotion morale vive, par la vue d'un objet qui provoque le dégoût.

Enfin Tisserand, dans sa thèse inaugurale sur le vomissement nerveux reconnaît qu'il survient parfois chez des sujets simplement névropathes. Il relate une observation de vomissements nerveux que nous reproduisons plus loin.

SYMPTOMATOLOGIE

C'est le plus généralement d'une manière soudaine et imprévue que les vomissements font leur apparition ; ils peuvent alors n'apporter aucune modification à l'appétit du malade qui reste intact. Dans d'autres cas, il y a pour ainsi dire un début lent ; l'appétit du malade devient capricieux, il y a de l'anorexie; puis se produisent des vomissements qui vont se répétant de plus en plus fréquents, l'estomac ne supportant plus aucune des substances ingérées.

Le vomissement nerveux est le plus souvent alimentaire ; il suit de près l'ingestion des aliments. C'est ordinairement dans le premier quart d'heure après le repas que le malade vomit ; c'est parfois immédiatement après ; quelques sujets enfin sont obligés d'interrompre leur repas pour rejeter ce qu'ils ont déjà ingéré. Dans des cas plus rares, ce n'est qu'une heure ou une heure et demie

après avoir mangé, que le malade est pris de vomissements.

Pendant la période de crises, tous les aliments sont
rejetés et cela à tous les repas. Ce n'est que par exception
que l'on constate une certaine tolérance pour quelques
ingesta, soit liquides, soit solides, ou qu'on voit le vomissement ne se produire qu'à un seul repas, à midi par
exemple, les aliments pris le soir étant bien tolérés.

Les vomissements se répètent à courts intervalles un
certain nombre de fois jusqu'à ce que l'estomac ait évacué
tout son contenu.

C'est qu'en effet l'estomac ne se débarrasse pas violem-
ment et au milieu d'un grand effort ; au contraire, c'est
plutôt gorgée par gorgée que le malade vomit, et cet acte
ne lui occasionne ordinairement point d'efforts, ni de
nausées.

L'absence de phénomènes nauséeux est, en effet, un des
caractères les plus constants du vomissement nerveux.

Quelquefois le malade est prévenu de l'imminence du
vomissement, par la sensation d'aliments qui remontent
dans l'œsophage et redescendent dans l'estomac à plusieurs
reprises avant d'être expulsés définitivement.

Si l'on examine les matières vomies, on constate que
leur aspect varie suivant le séjour plus ou moins prolongé
que les aliments ont fait dans l'estomac.

Quelquefois les vomissements ne sont pas alimentaires,
mais sont composés de matières glaireuses, et le malade
rejette un liquide clair et filant qui ressemble à la pituite
des alcooliques. C'est alors surtout le matin qu'ils se produisent.

Dans certain cas, le vomissement est précédé d'une

douleur vive au creux épigastrique et qui survient même plusieurs heures avant le repas ; mais ce n'est qu'après avoir mangé que le malade vomit, et cet acte lui procure un soulagement presque immédiat.

D'autres fois, sans être précédé d'aucun phénomène douloureux, le vomissement laisse après lui, au creux épigastrique, une sensation de crampe provoquée par la contraction spasmodique des tuniques de l'estomac et de l'œsophage.

Les vomissements peuvent se répéter avec ténacité pendant plusieurs jours sans influer d'une manière appréciable sur la santé générale qui reste bonne ; ils peuvent persister un certain temps sans provoquer de perte de forces et d'amaigrissement. Ce n'est qu'à la longue qu'ils finissent par mettre le malade dans un état de faiblesse et de dépérissement qui peut être assez prononcé.

On les voit cesser tout à coup, sans qu'on puisse trouver de raison d'être à cette heureuse terminaison de la maladie ; ou bien ils paraissent céder à l'action d'un médicament.

L'action de la thérapeutique semble, en effet, avoir donné en quelques circonstances d'heureux résultats ; mais bien souvent aussi on a vu échouer toute médication. On ne peut donc considérer les médicaments que comme des agents infidèles et inconstants.

Un des caractères du vomissement nerveux est la facilité avec laquelle il récidive. C'est tantôt la frayeur qui rappelle des vomissements disparus depuis quelque temps ; tantôt ils apparaissent la seconde fois, comme la première, sans cause apparente. On ne peut dire au bout de combien de temps la récidive se produit de préférence ; chez certains malades, c'est au bout de quelques jours ou de quelques semaines ; d'autres, après une année de santé parfaite, de nouveau rejettent tous les aliments. En somme, rien n'est plus variable.

En même temps que les vomissements, on peut trouver quelque autre phénomène du côté du tube digestif ; on a noté fréquemment la constipation ; une malade se plaignait de borborygmes presque continuels.

Si l'on examine attentivement les malades atteints de vomissements nerveux, on voit que chez eux le vomissement est souvent à peu près la seule manifestation morbide. Les malades dont nous publions les observations n'ont, en effet, jamais eu d'hématémèse, ni de mélœna ; on n'a trouvé chez eux ni tympanisme, ni bruit de clapotage au niveau de l'estomac. Ils n'ont eu ni crises convulsives, ni hémianesthésie ou anesthésie en îlots. Le champ visuel de ces malades n'a jamais été notablement rétréci.

Les observations de deux malades portent bien que le champ visuel semble rétréci, mais on sait que l'émotion du sujet examiné, l'altitude, le mode d'éclairage suffisent pour faire varier le résultat de l'examen, et nous ne croyons pas qu'un léger rétrécissement du champ visuel permette de conclure à lui seul à l'hystérie. D'ailleurs les termes employés dans l'observation montrent bien qu'on était indécis quant à l'existence même du rétrécissement.

L'examen chimique du suc gastrique fait chez plusieurs malades a donné des résultats absolument dissemblables, ce qui paraît bien indiquer que le vomissement est tout-à-fait indépendant de la composition du suc gastrique et de son pouvoir digestif.

Chez le plus grand nombre nous ne pouvons donner le

résultat du chimisme stomacal ; car chez ces malades les aliments étaient rejetés à l'instant de leur ingestion et dans un état de crudité complète.

Si plusieurs de nos observations montrent le vomissement évoluant seul en dehors de toute autre manifestation névropathique, nous le voyons plusieurs fois être associé à quelques signes d'hystérie. On trouve alors un point douloureux, une sensation pénible par la pression de l'ovaire, par exemple, ou bien un autre phénomène d'ordre hystérique, comme l'anurie, ainsi que le rapporte une de nos observations.

Nous allons diviser nos observations en deux groupes : dans le premier, nous réunirons les cas où le vomissement est l'unique symptôme et se produit en dehors de tout signe d'hystérie ; dans le second, ceux dans lequel l'hystérie est représentée par une ou plusieurs de ses manifestations.

Nous ferons remarquer alors que ce n'est pas par des crises convulsives qu'elle se révèle, mais que dans ces cas, au contraire, la névrose paraît évoluer sans donner lieu le plus souvent à des phénomènes convulsifs.

OBSERVATIONS

OBSERVATION I.

(Due à l'obligeance de M. le Dr Weill.)

Joséphine P..., vingt ans, entre à Saint-Pothin le 15 janvier 1891.

Son père est mort à cinquante et un ans d'un cancer de l'estomac, sa mère est morte d'une fluxion de poitrine à l'âge de trente-sept ans.

A dix-huit mois elle a eu la varicelle, à dix ans la scarlatine.

Réglée à quatorze ans et demi régulièrement.

En 1880, peu de temps avant sa scarlatine, cette jeune fille a fait un séjour de deux mois à la Charité pour des vomissements ; les aliments solides étaient rejetés presque en totalité, et cela très près de l'ingestion. Les aliments liquides, le lait, les bouillons étaient ordinairement tolérés.

Pas de gonflement épigastrique ni de constipation, jamais de crises nerveuses.

Les vomissements sont revenus trois ou quatre fois depuis cette époque, mais ils ne duraient que quelques jours.

Depuis le mois de décembre ils ont reparu, la malade a vomi

de plus en plus, et en est arrivée à rejeter tout ce qu'elle mange, et cela dans les dix ou vingt minutes qui suivent l'ingestion.

Jamais d'hématémèse.

Le ventre n'est pas douloureux. Pas d'ovaralgie. Pas de clapotage ni de tympanisme stomacal.

On ne trouve ni hémianesthésie, ni zones d'anesthésie.

Les urines ne contiennent pas d'albumine.

La malade sort guérie de l'hôpital le 11 mars.

Le 18 décembre 1892, la malade rentre dans le service, présentant des vomissements analogues à ceux qu'elle avait lors de son premier séjour.

Elle était sortie complètement guérie, et pendant plus d'un an, elle n'a pas eu une seule fois de vomissements. Ils ont apparu de nouveau il y a seulement trois semaines, sans cause apparente. Depuis deux ou trois jours, elle souffrait déjà de l'estomac après chaque repas, puis subitement elle s'est mise à vomir immédiatement après avoir mangé, et depuis cette époque les vomissements ont persisté.

Le matin, à jeun, dès qu'elle se réveille elle éprouve de vives douleurs dans la région épigastrique, les douleurs persistent jusqu'à ce qu'elle ait fait son premier repas. A ce moment elle vomit, et, dès qu'elle a vomi les douleurs cessent. Elles reparaissent après le repas de midi et durent jusqu'à ce qu'elle ait vomi de nouveau. Il en est de même après le repas du soir.

Les vomissements surviennent le plus souvent immédiatement après le repas ; parfois même ils l'obligent à l'interrompre. Plus rarement ils n'ont lieu que dix minutes ou un quart d'heure après, et, dans ce cas, il persiste une sensation de constriction qui ne disparaît que lorsque l'estomac a évacué tout son contenu.

Généralement la malade vomit en plusieurs fois, à quelques minutes d'intervalle, jusqu'à dix fois, pendant l'espace d'une demi heure.

Les vomissements se produisent sans nausées et sans efforts. Toutefois la malade est prévenue en général de l'imminence de leur production par la sensation des aliments remontant le long de l'œsophage et redescendant dans l'estomac à plusieurs reprises avant d'être expulsés définitivement.

Les vomissements surviennent quels que soient les aliments ingérés. Les liquides semblent même plus rapidement et plus complètement rejetés.

Dans l'intervalle des repas, les douleurs font à peu près complètement défaut.

Jamais d'hématémèse ni de melœna.

Depuis le retour des vomissements, constipation habituelle.

La malade n'a pas un caractère nerveux ; elle n'a jamais pris de crises convulsives.

Elle n'est pas notablement amaigrie. La pression au niveau de l'estomac réveille une douleur assez vive. Pas de clapotage.

La pression de l'ovaire ne provoque pas la sensation de boule.

La sensibilité, la motilité sont normales.

Les réflexes cornéens et pharyngiens sont normaux.

Le champ visuel paraît rétréci.

Au cœur, léger souffle systolique à la pointe, doux, inconstant.

Rien aux poumons.

Urine sans albumine.

Température, 37°8.

Comme traitement on lui donne successivement de l'acide chlorhydrique, de l'oxalate de cérium, des gouttes roses de Magendie, de la teinture d'iode. Tous ces médicaments échouent.

On essaie le nitrate d'argent, les vomissements diminuent ; puis, quatre ou cinq jours après disparaissent brusquement.

La malade quitte l'hôpital le 9 janvier 1893 ; elle est tout à fait guérie.

OBSERVATION II

(Due à l'obligeance de M. le Dr Weill.)

Marie-Claudine N..., âgée de dix-sept ans, entre à l'hôpita Saint-Pothin, le 29 septembre 1892.

On ne trouve chez elle aucun antécédent héréditaire. Son père bien portant n'a jamais eu de maladies graves. Sa mère est également en bonne santé.

La malade est la troisième de quatre enfants. Les trois autres se portent bien.

A l'âge de quatre ans, la malade aurait eu la fièvre typhoïde et la scarlatine. Depuis, elle est très bien portante. Elle a été réglée au mois de mai pour la première fois ; depuis, les règles n'ont pas reparu.

La malade est dans des conditions hygiéniques assez mauvaises, tant au point de vue du logement que de la nourriture.

Il y a environ un mois, elle a été prise de vomissements qui se répètent plusieurs fois par semaine. Ces vomissements apparaissent une heure ou une heure et demie après les repas. La malade a constaté qu'ils ne se produisent jamais après le repas du soir.

Ces vomissements, purement alimentaires, étaient annoncés par une douleur à l'épigastre, douleur qui cessait immédiatement après les vomissements.

Elle n'a ni pyrosis, ni éructations, ni diarrhée, ni constipation.

La malade avait un très bon appétit, elle mangeait indistinctement de tous les aliments.

Les muqueuses sont pâles et décolorées.

Rien aux poumons.

Au cœur, à la base, léger souffle systolique.

Souffle nettement perçu au niveau des vaisseaux du cou, surtout à gauche.

Urines sans albumine.

On lui donne 20 centigrammes d'oxalate de fer, et, dès son entrée, la malade n'a plus vomi ; et trois jours après se trouve beaucoup mieux.

L'analyse du suc gastrique, faite le 1er octobre, à 1 h. 30, après un repas composé de pain et de thé, donne :

Acidité totale	1,71
Digestion en	1 h. 20
Réaction de Gunsburg	forte
» d'Uffelman	faible

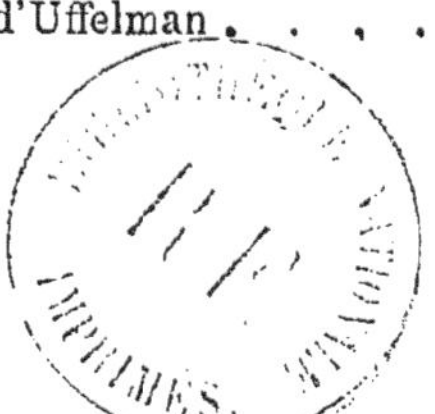

Réaction des peptones . . . . forte
» du sucre . . . . . forte

La malade qui n'a plus vomi, sort de l'hôpital le 6 octobre, c'est-à-dire neuf jours après son arrivée; elle est complètement guérie.

OBSERVATION III

(Due à l'obligeance de M. le Dr Weill.)

L..., Jean, âgé de trente-trois ans, exerce la profession de mécanicien.

Son père est mort d'affection inconnue.

Sa mère est morte en couches. Il n'a ni frères ni sœurs.

Dans ses antécédents personnels, ou relève une fièvre typhoïde, il y a quatre ans, au mois de janvier 1886.

Pendant un séjour aux colonies, il eut un accès de malaria.

Il y a deux ans et demi, il eut une attaque de rhumatisme articulaire aigu, ayant frappé les deux genoux et la hanche droite, et n'ayant été suivie d'aucune complication.

Le 19 juin 1860, le malade rentre à la salle Saint-Jean, pour une nouvelle attaque de rhumatisme. Les deux genoux sont pris ainsi que la hanche gauche.

On le traite par l'antipyrine.

Le 1er novembre, étant encore à l'hôpital, le malade qui ne se ressent plus de son rhumatisme, est pris d'une douleur constrictive à l'épigastre et dans les deux hypocondres. Cette douleur est continue, augmente après l'ingestion des aliments, et détermine au bout d'un quart d'heure des vomissements qui ne sont pas accompagnés de nausées. Le malade se plaint aussi d'une lourdeur de tête qui apparaît surtout après les repas.

On trouve un point épigastrique douloureux à la pression.

Après un repas d'épreuve composé d'eau, d'un morceau de pain et d'un œuf, on retire un liquide légèrement acide, sans HCl libre et donnant un résultat négatif pour la digestion artificielle.

On donne au malade VIII gouttes de teinture d'iode ; puis deux jours après, de la glace qui procure au malade un mieux sensible.

Trois jours après, à la suite de l'administration de XV gouttes de H Cl d'iode, le malade a senti comme un poids sur l'estomac, mais il n'a pas vomi.

Le 29 novembre, un nouvel examen des vomissements montre qu'il n'y a point d'H Cl libre. La digestion artificielle donne également ment un résultat nul.

Le 11 décembre, le malade sort tout à fait guéri.

OBSERVATION IV

(Thèse de Tisserand.)

La jeune N..., Louise, âgée de dix-huit ans, couturière, n'a pas d'antécédents héréditaires. Son père est un ouvrier rangé ; il a été atteint, trois ans auparavant de congestion pulmonaire. Sa mère jouit d'une bonne santé générale ; elle se plaint pourtant quelquefois de migraine accompagnée de névralgie faciale.

Dans son enfance notre malade eut la rougeole et la varicelle, plus tard une bronchite. Réglée à l'âge de treize ans, elle a toujours joui d'une bonne santé depuis lors. Pourtant son caractère est impressionnable et émotif, elle a le teint pâle des ouvrières parisiennes menant une vie trop sédentaire, et l'on constate un léger souffle anémique à la base du cœur.

16 octobre 1890. — Le père de la malade, rentrant de son travail est, contre son habitude, pris de boisson. Il menace sa femme et sa fille, leur fait une scène violente. On se met à table, la jeune fille peu habituée à ces violences, n'a pas d'appétit. Sur les instances de sa mère, elle consent néanmoins à prendre part au repas. Mais aussitôt le dîner terminé, elle est prise de nausées, et rend tout ce qu'elle a ingéré.

Le lendemain et les jours suivants les vomissements continuent, et la malade, très affaiblie, se décide à entrer à l'hôpital.

Les vomissements ne sont pas accompagnés de douleurs ; ils ont lieu presque après chaque repas et consistent alors en substances alimentaires. La malade vomit également en dehors des repas, le matin notamment, et les matières rendues dans ces conditions sont composées de liquides glaireux et bilieux. La malade dort mal, elle a des cauchemars dans lesquels elle revoit la scène violente qui a marqué le début de sa maladie.

On la met d'abord au régime lacté et au bicarbonate de soude. On lui fait prendre de l'eau chloroformée saturée. Mais ces divers traitements restent sans résultat appréciable : les vomissements s'arrêtent pendant un jour ou deux pour reprendre de plus belle. Enfin la malade sort de l'hôpital non guérie.

Deux mois après elle revient à la consultation pour une conjonctive *a frigore*. Elle raconte qu'à sa sortie de l'hôpital elle est allée passer quelque temps chez ses grands parents à la campagne.

Là sans aucun traitement, à la grande surprise de son entourage, les vomissements se sont arrêtés complètement et n'ont plus reparu depuis. Le retour complet à la santé a été très rapide.

On l'examina une seconde fois très attentivement ; on ne trouve comme auparavant aucun stigmate hystérique ; l'anémie, elle aussi s'est considérablement améliorée.

COMMUNICATION ORALE

(Due à l'obligeance de M. le Dr Weill.)

Un jeune garçon de douze ans est pris depuis quatre ans de vomissements apparaissant trois ou quatre fois par an. Ils surviennent sans motif et disparaissent de même. Ils se font sans efforts, ni nausées, et n'ont eu aucun retentissement sur la santé du sujet qui jusqu'à présent a toujours été excellente.

Nous allons maintenant rapporter les observations où le vomissement tout en restant le principal symptôme s'accompagne de légers stigmates hystériques.

Observation V'

(Due à l'obligeance de M. le Dr Weill.)

Marie Francine C..., âgée de seize ans, dévideuse, a perdu sa mère et son père qui sont morts tous deux, l'un à trente ans, l'autre à vingt-neuf ans, de tuberculose pulmonaire. Elle a deux sœurs bien portantes.

Elle a eu des adénites cervicales chroniques dans son enfance. De douze à quatorze ans douleurs dans les genoux et les chevilles.

Elle n'a jamais eu de crises nerveuses ni de paralysies; mais depuis trois mois elle a une intolérance gastrique absolue. Presque aussitôt après l'ingestion des aliments, elle vomit tout ce qu'elle a pris. Le vomissement est précédé d'un certain degré de douleur épigastrique modéré. Les aliments épicés ne semblent pas augmenter la douleur, qui ne varie pas non plus par les changements de position.

Pas d'hématémèse; la malade dit pourtant avoir rendu deux gorgées de sang une fois.

Il y a environ trois mois, la malade a été trouvée le soir dans une église à l'heure de la fermeture des portes. Elle y aurait passé toute sa journée sans pouvoir dire dans quel but elle y était restée. Elle prétend n'avoir que de vagues souvenirs sur cette journée. Elle souffrait, dit-elle, d'un violent mal de tête; il lui semblait qu'elle avait le feu dans sa tête, suivant son expression.

C'est pour un rhumatisme articulaire qu'elle entre le 31 mai 1892 à la salle Sainte-Marthe. On lui donne le traitement du rhumatisme. Contre ses vomissements on lui ordonne la potion de Rivière. Au bout de deux jours ils disparaissent définitivement.

Comment faut-il interpréter le délire dont fut atteinte la malade pendant un jour entier ? A-t on afffaire à une absence épileptique ? Nous ne saurions le dire, bien que nous soyons tenté à le mettre sur le compte de l'épilepsie, les renseignements fournis par elle n'étant pas suffisants.

Observation VI

(Due à l'obligeance de M. le Dr Weill.)

Jeanne-Marie K..., âgée de vingt ans, entre à l'hôpital le 13 novembre 1892.

Son père est mort à quatre-vingt-six ans.

Sa mère est bien portante, elle est très nerveuse. Une tante prenait fréquemment avant son mariage des crises de nerfs qui depuis ont cessé.

Deux de ses frères et une sœur sont morts en bas âge d'affections indéterminées.

Elle a actuellement un frère qui est en bonne santé mais fortement névropathe.

Dans les antécédents personnels on ne relève jusqu'à cette époque aucune affection ayant nécessité l'alitement.

Depuis trois ans, la malade d'un tempérament assez calme jusqu'alors est devenue très impressionnable, elle rit et pleure pour un rien, et éprouve à la moindre contrariété un sentiment pénible de constriction à la gorge.

La malade n'a jamais eu de crises convulsives.

Le début de ses manifestations névropathiques a coïncidé avec sa sortie de pension et le moment où elle a commencé à exercer le métier de tailleuse.

Le début des phénomènes pour lesquels la malade entre à l'hôpital remonte à dix mois.

Un matin, sans aucune cause apparente, elle ressentit des douleurs assez vives et rejeta immédiatement le déjeuner qu'elle prit dans l'espoir de soulager ses souffrances.

Les premières crises survinrent au commencement d'une période menstruelle et diminuèrent d'intensité sans toutefois cesser à la fin de cette période. D'ailleurs depuis lors la malade a remarqué qu'elle souffrait toujours davantage au moment de ses règles.

Les crises gastralgiques surviennent le plus habituellement de suite après l'ingestion des aliments et durent autant que leur séjour dans l'estomac. Souvent la malade les rejette dès qu'elle les a ingérés, le plus souvent elle les tolère pendant un quart d'heure et les douleurs persistent jusqu'à ce qu'elle ait vomi ; mais elles ne sont jamais très violentes. C'est une sensation de crampe.

Les vomissements ne surviennent qu'à la suite de l'ingestion des aliments, jamais à jeun.

Pas d'hématémèse ni de melœna.

Quelquefois, pendant qu'elle souffre, la malade a des renvois d'un goût aigre.

Les crises surviennent par accès de deux ou trois jours ; elles sont provoquées le plus souvent par une contrariété ou par l'apparition des règles.

La malade a vu un médecin qui lui a ordonné le régime lacté et de l'eau de Vichy. La malade attribue à ce traitement une notable amélioration dans son état.

A l'examen, on voit que la malade n'est pas sensiblement amaigrie.

La pression au niveau de l'ovaire droit est légèrement pénible, mais n'éveille pas de douleurs à proprement parler.

La sensibilité ailleurs est normale. La motilité est intacte, les réflexes rotuliens sont normaux.

Le champ visuel semble rétréci à droite. La vision des couleurs est normale.

La malade a parfois une toux sèche sans expectoration. L'auscultation du poumon ne révèle rien.

Au cœur léger souffle systolique à la pointe, inconstant mais non modifié par les changements de position et la pression du stéthoscope.

Pas d'albumine dans l'urine.

Comme traitement on lui fait l'application de compresses de Priessnitz.

L'amélioration a été très rapide, elle sort guérie le 2 décembre.

Observation VII

(Due à l'obligeance de M. le Dr Weill.)

Rose H..., quatorze ans, entre le 5 décembre 1895 à la salle Saint-Ferdinand.

Antécédents héréditaires.

Père bien portant.

Mère bien portante. A six enfants vivants dont une fille de dix-sept ans, hystérique en traitement à l'Antiquaille da ıs le service de M. le Dr Bard. Les autres sont en bonne santé La mère a eu probablement la syphilis il y a trois ans. Elle a eu deux fausses couches vers le quatrième mois dans le courant de l'année 1893 ; et en 1894 elle a eu un enfant qui est venu au monde, dit-elle, couvert de croûtes.

Antécédents personnels.

Rougeole à quatre ans. Elle n'a pas eu la coqueluche ni la scarlatine. Elle a joui d'une bonne santé habituelle jusqu'à l'âge de douze ans. Elle est réglée depuis cet âge.

Depuis ce moment sa santé est devenue délicate, elle a une toux constante, des bronchites fréquentes avec changements de saisons. La malade marche beaucoup ; elle fait des courses en ville.

Il y a quinze jours, elle a été prise de vomissements incoercibles. L'enfant ne peut supporter d'aliments ni solides, ni liquides ; et, elle vomit aussitôt après l'ingestion. Elle a maigri depuis deux semaines.

Elle attribue ses vomissements à des frayeurs qu'elle a eues. Elle raconte que son père rentrant souvent ivre la poursuivait pour la battre ainsi que ses sœurs.

Actuellement, l'état général est assez bon, bien que l'enfant soit un peu amaigrie. Elle est très nerveuse, pleure ou rit souvent sans raison ; elle est très impressionnable. Elle dit elle-même que parfois elle est comme une folle.

Les vomissements dont elle se plaint se font sans efforts, sans nausées ; ils sont peu abondants. Parfois, surtout le matin, au lever, ils ont un goût aigre ou amer. Ils suivent d'ordinaire l'ingestion d'un aliment. L'appétit est diminué. Du côté de l'abdomen, la malade se plaint de borborygmes presque continuels. Elle est légèrement constipée.

On ne rencontre sur les téguments pas de trace d'anesthésie. Pas d'hémianesthésie.

La pression au niveau de l'appendice xyphoïde réveille une douleur assez violente. Il en est de même de la pression au niveau de la pointe du cœur.

Il n'y a pas d'anesthésie pharyngée, pas de rétrécissement du champ visuel.

Les réflexes rotuliens sont légèrement exagérés ; on obtient parfois une ou deux secousses épileptoïdes.

La malade n'a jamais eu de crises de nerfs.

Rien au cœur.

La température n'a pas dépassé 37°8.

Dès son arrivée à l'hôpital, la malade cesse de vomir aussi fréquemment.

On n'institue aucun traitement ; néanmoins, les vomissements vont toujours diminuant, et le 11 décembre, ils s'arrêtent complètement.

On remarque également que les zones douloureuses ont disparu, et que les réflexes ont diminué.

Le 13 décembre, la malade sort de l'hôpital et ne vomissant plus du tout.

Afin de pouvoir écarter toute idée de simulation de la part de la malade, la mère est interrogée avec soin plusieurs jours après sa sortie, et confirme la guérison de sa fille.

Le 31 décembre, la malade rentre dans le service, les vomissements ayant reparu.

Ils sont plus fréquents que la première fois et se répètent presque coup sur coup, jusqu'à ce que la malade ait expulsé tout le contenu de son estomac. Ils sont parfois suivis d'une sensation de douleur au niveau de l'estomac et le long de l'œsophage, qui persiste quelque temps après.

La malade a maigri et perdu considérablement ses forces.

15 janvier. — Etat stationnaire.

26 janvier. — La malade sort non guérie de l'hôpital.

Observation VIII

(Due à l'obligeance de M. le Dr Weill.)

Louise D..., âgée de vingt-huit ans, est domestique.

Sa mère est morte à trente ans de la fièvre typhoïde ; son père est vivant et bien portant.

Deux de ses frères sont morts, l'un de la fièvre typhoïde, l'autre d'une méningite. Elle a quatre autres frères ou sœurs encore vivants. Une de ses sœurs a pris quelques crises convulsives.

A l'âge de sept ans, elle a eu la variole. Depuis elle a toujours joui d'une bonne santé. Elle a toujours été nerveuse, se mettant en colère, pleurant ou riant pour des motifs insignifiants.

Elle n'a jamais eu de crises convulsives et n'accuse pas de sensation de boule.

Le début de son affection remonte à cette année 1893. Au mois de février, après avoir subi l'action prolongée du froid, elle fut prise de vomissements alimentaires assez abondants.

Depuis ce moment elle éprouve régulièrement deux ou trois fois chaque semaine de violentes douleurs d'estomac, survenant au milieu de la nuit, se prolongeant pendant plusieurs heures et se terminant d'habitude par un vomissement de glaires amères mêlées à de la bile.

Le lendemain elle avait grand appétit et une soif intense et pouvait manger et boire sans souffrir de l'estomac.

Il y a huit jours, elle eut une vive frayeur, une voiture sur laquelle elle se trouvait ayant failli verser. Dans la nuit qui suivit elle se réveilla vers minuit, ressentant une vive douleur au niveau de l'estomac. Cette douleur se prolongea plusieurs heures. Vers 4 heures du matin, elle rejeta une grande quantité de liquide peu acide, et vomit de nouveau à plusieurs reprises jusqu'à 6 heures.

Dans la journée la douleur disparut ainsi que les vomissements.

Les nuits suivantes, jusqu'à ce jour, les mêmes phénomènes se renouvellent à la même heure ; toutefois la quantité de liquide rejeté va chaque fois diminuant.

Elle entre à l'hôpital le 6 avril 1893.

L'exploration de la région épigastrique permet de constater une grande sensibilité à la pression.

La pression exercée au niveau de l'ovaire est pénible, mais ne provoque pas la sensation de boule.

Nulle part on trouve de zones d'anesthésie.

La sensibilité de la cornée serait peut-être diminuée, ainsi que celle du pharynx.

Rien au cœur ni aux poumons.

Urines sans albumine.

A la date du 27 avril, on note que la malade a eu de l'anurie pendant cinq jours. Elle n'urinait que 100 à 200 grammes, par vingt-quatre heures.

Les vomissements se sont atténués, mais persistent toujours.

La malade sort.

L'examen du liquide vomi à jeun et qui est limpide, visqueux, incolore, donne les résultats suivants :

Réaction de Gunsburg.	Nulle.
Réaction d'Uffelmann	Nulle.
Réaction du sucre	Nulle.
Réaction des peptones.	Nulle.

ETIOLOGIE

Si nous regardons avec un peu d'attention les causes
sous l'influence desquelles se sont produits les vomissements, nous voyons que le plus souvent ils surviennent
sans qu'on puisse rien invoquer comme cause occasion-
nelle. Lorsque cette cause déterminante existe, c'est
presque toujours à des chagrins, à une émotion morale
vive que le malade fait remonter l'origine des vomisse ·
ments : dans ce cas, la frayeur est incriminée fréquemment.
Deux de nos malades se sont mises à vomir après avoir été
témoins d'une scène de violence de la part de leur père en
état d'ivresse ; chez une autre, c'est à l'occasion des règles
que les vomissements survinrent pour la première fois.

Une fois ils apparurent après l'exposition prolongée au
froid ; mais ce n'est que rarement qu'on peut invoquer une
cause d'ordre physique.

Mais pour que des troubles aussi marqués du côté de
l'estomac se produisent sans cause apparente, pour qu'une
émotion plus ou moins vive suffise à provoquer de tels
phénomènes, il faut de la part de l'individu une prédispo -

sition naturelle ; et ce terrain spécial, nécessaire à l'éclosion des phénomènes, c'est le nervosisme ou névropathie générale, qu'on découvre chez le sujet lui-même ou chez ses ascendants.

Il existe en effet des névropathes en dehors de ceux qui ont un état nerveux bien défini.

Quelquefois, non seulement le sujet chez lequel éclate une crise de vomissement ne paraît pas nerveux, mais ses parents eux-mêmes n'ont jamais présenté de signes de névropathie. Que l'on regarde de près, et l'on trouvera souvent une mère atteinte de migraine ou un père rhumatisant. Or on sait quels liens étroits rattachent l'arthritisme au nervosisme.

L'hérédité, d'ailleurs, peut ne transmettre qu'un état de névropathie en imminence, attendant pour se réveiller un choc moral quelconque.

C'est chez les femmes surtout que se rencontre le plus le vomissement nerveux, comme du reste l'état névropathique duquel il relève. Les enfants et les jeunes filles y sont particulièrement disposés ; néanmoins les hommes n'en sont pas exempts, et l'une de nos observations a pour objet un homme âgé de trente-trois ans.

Quant à l'âge, s'il est vrai que le vomissement nerveux se trouve particulièrement chez les jeunes sujets, il peut se rencontrer à tous les âges, sauf peut-être dans la vieillesse.

C'est surtout entre la quinzième et la vingtième année qu'il fait son apparition ; mais on le voit après trente ans, et M. le Dr Weill a vu une femme de cinquante ans atteinte de vomissements nerveux.

On ne saurait nier l'influence des mauvaises conditions

hygiéniques sur l'apparition du vomissement nerveux.
Aussi est-il fréquent chez les sujets qui sont dans la misère
et dont la nourriture n'est pas suffisante ; nous en voyons
des exemples chez les jeunes filles qui à seize ou dix-sept
ans sont obligées de s'astreindre à la vie trop sédentaire
de l'atelier, ou chez les domestiques qui ont un travail
pénible.

Enfin dans certains cas on ne peut incriminer ce facteur
étiologique et c'est au milieu de la plus parfaite santé, chez
des sujets qui sont dans les meilleures conditions hygiéniques, que le vomissement se déclare.

Que dire de la pathogénie du vomissement nerveux ? Les
douleurs épigastriques qui précédent le vomissement et
qui parfois sont extrêmement vives montrent une hyperesthésie considérable de la part de l'estomac, et permettent
de supposer qu'il s'agit là d'un trouble de la sensibilité de
cet organe.

DIAGNOSTIC

Tout d'abord on devra prendre en considération les circonstances qui ont présidé au développement de l'état morbide actuel. Il faudra tenir compte de ce que l'apparition, le retour ou l'exagération des phénomènes ont lieu quelquefois sous l'influence de causes d'ordre purement moral, et le plus souvent même sans cause apparente. Enfin on observera avec la plus grande attention la marche de la maladie, et la persistance d'un état assez satisfaisant de la nutrition, malgré des vomissements presque continuels, est un bon élément de diagnostic.

Beaucoup d'affections occasionnent des vomissements soit aqueux, soit alimentaires. Nous allons en passer quelques unes en revue.

L'ulcère a pour caractère principal d'être douloureux. La douleur a deux points de localisation bien nets : au niveau de l'appendice xyphoïde et de la colonne dorsale. Elle est véritablement atroce, la pression la réveille, de même que la marche et les mouvements brusques ; l'ingestion des aliments la rend intolérable,

Il y a bien des vomissements alimentaires qui suivent d'assez près le repas, mais il y a souvent en outre des hématémèses qui sont pour ainsi dire pathognomoniques. Et puis, l'ulcère n'évolue pas sans troubles profonds de la santé. Les hémorragies auxquelles viennent s'ajouter les vomissements incessants et les souffrances continuelles conduisent rapidement le malade à un amaigrissement très prononcé.

Les hyperchlorhydriques ont des douleurs au creux épigastrique qui commencent deux ou trois heures après le repas, ou bien qui surviennent au milieu de la nuit, le matin, alors qu'il y a longtemps que le malade n'a pas mangé. Les douleurs consistent dans une sensation de brûlure, de serrement au creux épigastrique, avec des irradiations dans le dos. Lorsque la douleur a atteint une certaine acuité le vomissement apparaît. Le liquide vomi a une saveur aigre et brûlante; il contient de l'acide chlorhydrique en grande quantité. Le vomissement calme la douleur; l'ingestion des aliments la fait également disparaître. Cette influence bienfaisante du repas ne se retrouve pas dans le vomissement lié à un état névropathique.

L'exploration avec la sonde suffit à diagnostiquer d'une manière certaine la maladie de Reichmann.

Les vomissements sont un accident fréquent dans le cours de la grossesse; et parfois la gravité de ces vomissements est telle que la vie de la femme peut être en danger. La recherche attentive des signes de la grossesse éclairera sur la véritable origine des vomissements chez les femmes enceintes; dans les premiers mois un examen très minutieux sera nécessaire, et il sera bien difficile de se prononcer si, en même temps que l'on acquiert la certitude d'une grossesse, on trouve chez la malade des signes de névropathie manifeste.

Les tumeurs du cerveau et celles du cervelet s'accompagnent souvent de vomissements remarquables par la facilité avec laquelle ils se produisent, après le repas le plus souvent, quelquefois même pendant le repas. Ils ne provoquent aucune douleur, le malade ne fait pas d'efforts pour vomir, mais ils surviennent au moindre prétexte: un changement de position, par exemple, comme l'action de se lever ou de s'asseoir. Ils disparaissent tout à coup sans raison, pour apparaître au bout d'un temps plus ou moins long. Mais alors il y a, en même temps que les vomissements, d'autres symptômes concomitants. Ce sont des vertiges accompagnés d'attaques d'épilepsie jacksonnienne, de contractures de paralysies et de troubles de l'intelligence pour les tumeurs du cerveau ; de céphalée intense et de titubation de la démarche pour les tumeurs du cervelet. L'examen de l'œil à l'ophtalmoscope permet souvent d'apercevoir les lésions de la neuro-rétinite.

Dans le mal de Bright, on trouve également des vomissements qui en sont quelquefois la première manifestation. C'est surtout dans ces formes frustes, alors que les grands symptômes n'ont pas encore apparu, qu'il importe de faire le diagnostic. Ce sera alors par l'analyse de l'urine qu'on y arrivera ; on examinera attentivement la quantité d'urine émise chaque jour, s'il y a de la pollakyurie, de la polyurie, ou de l'oligurie. Enfin, on recherchera s'il y a de l'albumine, et surtout si la toxicité des urines est diminuée. La constatation de ce dernier signe est la meilleure preuve que les vomissements sont dus à une altération du rein.

Il y a enfin des vomissements qui sont sous la dépendance d'une névrose bien caractérisée.

Les vomissements des hystériques se produisent, il est vrai, sans douleur et sans éveiller d'inquiétude chez la malade. Mais les sujets présentent en même temps ou ont présenté antérieurement d'autres stigmates de la névrose, la sensation de boule, des névralgies diverses, des zones d'hyperesthésie. D'autres fois c'est une hémianesthésie, une paralysie ou des phénomènes de contracture qui mettent sur la voie du diagnostic, ou bien des troubles de la vue : amblyopie, amaurose, rétrécissement notable du champ visuel. D'autres malades enfin ont des attaques convulsives et présentent le tableau classique de la crise d'hystérie.

On peut trouver aussi chez les hystériques des vomissements qui, sans être sous la dépendance directe de l'hystérie, relèvent d'un autre phénomène d'ordre hystérique. Nous voulons parler des vomissements dus à l'anurie. On a alors, pour se guider dans le diagnostic, l'absence d'urine ou du moins la quantité très minime d'urine émise par le malade. On voit redoubler les vomissements à mesure que l'urine diminue, on les voit cesser au contraire dès que l'urine reprend son cours normal. L'analyse des vomissements montre que ceux-ci contiennent soit du carbonate d'ammoniaque, soit de l'urée ; il se fait donc une élimination supplémentaire à l'excrétion rénale insuffisante. Aussi les hystériques supportent-ils parfaitement cet état, tandis que l'anurie, dans tous les autres cas, aboutit rapidement à la mort.

Chez les neurasthéniques, le vomissement s'accompagne d'autres symptômes de la neurasthénie. Les malades accusent une céphalée intense, leur donnant la sensation d'un casque sur la tête. Ils ont une rachialgie très vive dont le siège de prédilection est la région sacrée, et une sensation de fatigue telle que tout travail peut devenir impossible. De plus, l'insomnie est fréquente, et lorsqu'ils parviennent à s'endormir, les malades se réveillent plus fatigués qu'avant de prendre du repos.

Ajoutons que les neurasthéniques n'ont pas, comme les névropathes purs, une tendance marquée à rejeter les aliments dès leur ingestion, et cela sans effort et sans nausées, mais que le vomissement est le résultat de la dyspepsie qui peut, chez eux, revêtir toutes ses formes.

PRONOSTIC ET TRAITEMENT

Bien que disparaissant généralement de lui-même, et sans laisser le plus souvent de troubles profonds de la santé, il faut cependant faire quelques réserves quant au pronostic du vomissement nerveux.

Il est bien de règle en effet que l'intolérance gastrique ne s'accompagne pas d'une dénutrition proportionnelle à l'intensité des vomissements et que la santé et l'embonpoint ne sont guère influencés par le rejet continuel des aliments. Mais il n'en est pas moins vrai que dans certains cas, les vomissements prolongés ont conduit le malade à un état d'amaigrissement considérable et d'affaiblissement marqué.

Et puis, pour peu que les accidents se prolongent, le malade tourne pour ainsi dire dans un cercle vicieux morbide : le nervosisme étant cause prédisposante des vomissements, ceux-ci produisent l'anémie qui elle-même entretient chez les sujets l'état névropathique.

En somme si, au point de vue de la vie, le pronostic est bénin, la résistance fréquente des vomissements à tout traitement vient l'assombrir en bien des circonstances.

Le traitement en effet n'a guère de prise sur le vomissement nerveux.

On pourra au début essayer le traitement symptomatique ordinaire du vomissement. On donnera la potion de Rivière, 20 à 30 grammes d'eau chloroformée saturée, la glace à l'intérieur. On administrera de l'oxalate de cerium à la dose de 40 à 50 centigrammes, en même temps qu'on aura recours à l'application de compresses imbibées d'eau tiède au creux épigastrique.

Rien n'est plus variable que les résultats obtenus par les divers traitements. Un malade chez qui on aura vainement essayé la potion de Rivière, la glace, l'oxalate de cerium, verra ses vomissements cesser de suite après l'administration de quelques gouttes de teinture d'iode, ou de 1 centigramme de nitrate d'argent.

Il ne faudra pas d'ailleurs avoir une trop grande confiance dans le traitement, on serait parfois cruellement déçu.

Un trait caractéristique du vomissement nerveux, c'est l'inutilité du régime au point de vue de la guérison. Les aliments sont rejetés quels qu'ils soient, et l'intolérance gastrique n'est nullement en rapport avec la plus ou moins grande digestibilité des aliments. Il ne sera donc pas nécessaire de soumettre le malade au régime lacté, ou même de ne lui permettre que certaines catégories d'aliments à l'exclusion des autres.

Mais si la thérapeutique ne donne que de bien médiocres résultats, il sera souvent plus efficace de soustraire les malades au milieu où ils se trouvent, aux accidents quotidiens qui peuvent influer sur leur état de névropathie.

C'est ainsi que des enfants en butte chez eux à de mauvais traitements ou des jeunes filles en contact permanent avec des personnes malades ou d'humeur difficile, cesseront de vomir, dès qu'en changeant de milieu, ils trouveront ailleurs un peu de sympathie ou de distraction.

N'oublions pas enfin que si le traitement le mieux dirigé reste inefficace dans bien des cas, le vomissement disparaît souvent de lui-même, ce qui rend moins redoutable sa résistance au traitement.

CONCLUSIONS

I. Parmi les vomissements dits nerveux, il en est qui se produisent en dehors de toute névrose générale.

II. Il en est d'autres parfois associés à certains stigmates hystériques, mais qui semblent alors particulièrement liés à une forme non convulsive de l'hystérie.

III. Plus fréquents chez la femme et les enfants, chez les sujets soumis à des privations et dans des conditions hygiéniques défectueuses, ils peuvent débuter aussi au milieu de la plus parfaite santé, à l'occasion d'une frayeur, d'un choc moral quelconque, et quelquefois sans qu'on puisse découvrir de cause à leur apparition.

IV. Ils paraissent être complètement indépendants de la composition du suc gastrique et de son pouvoir digestif.

V. Ils sont peu influencés par le traitement.

VI. Ils disparaissent généralement d'eux-mêmes sans laisser de troubles profonds de la santé.

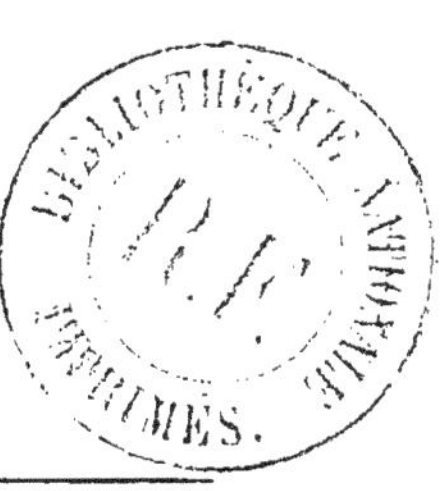

Lyon. — Imp. PITRAT AÎNÉ, **A. Rey** Successeur, 4, rue Gentil. — 12804.

9 782019 665388